강아지 산책시키기

할아버지가 반려동물과 산책하고 있어요. 음식물을 모두 피해 도착까지 가보세요.

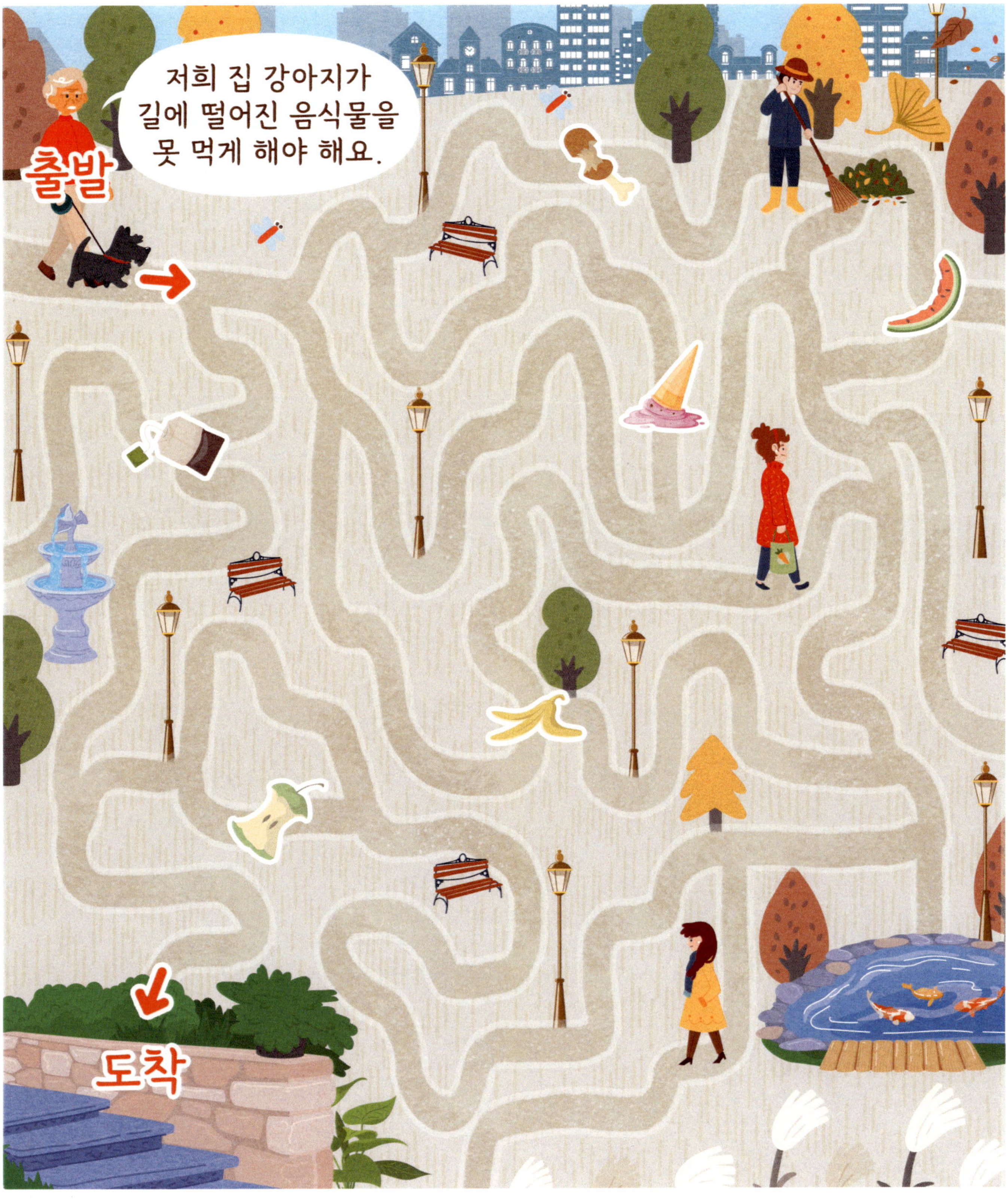

연못에 빠트린 공

홀수만 따라가며, 도착까지 가보세요.

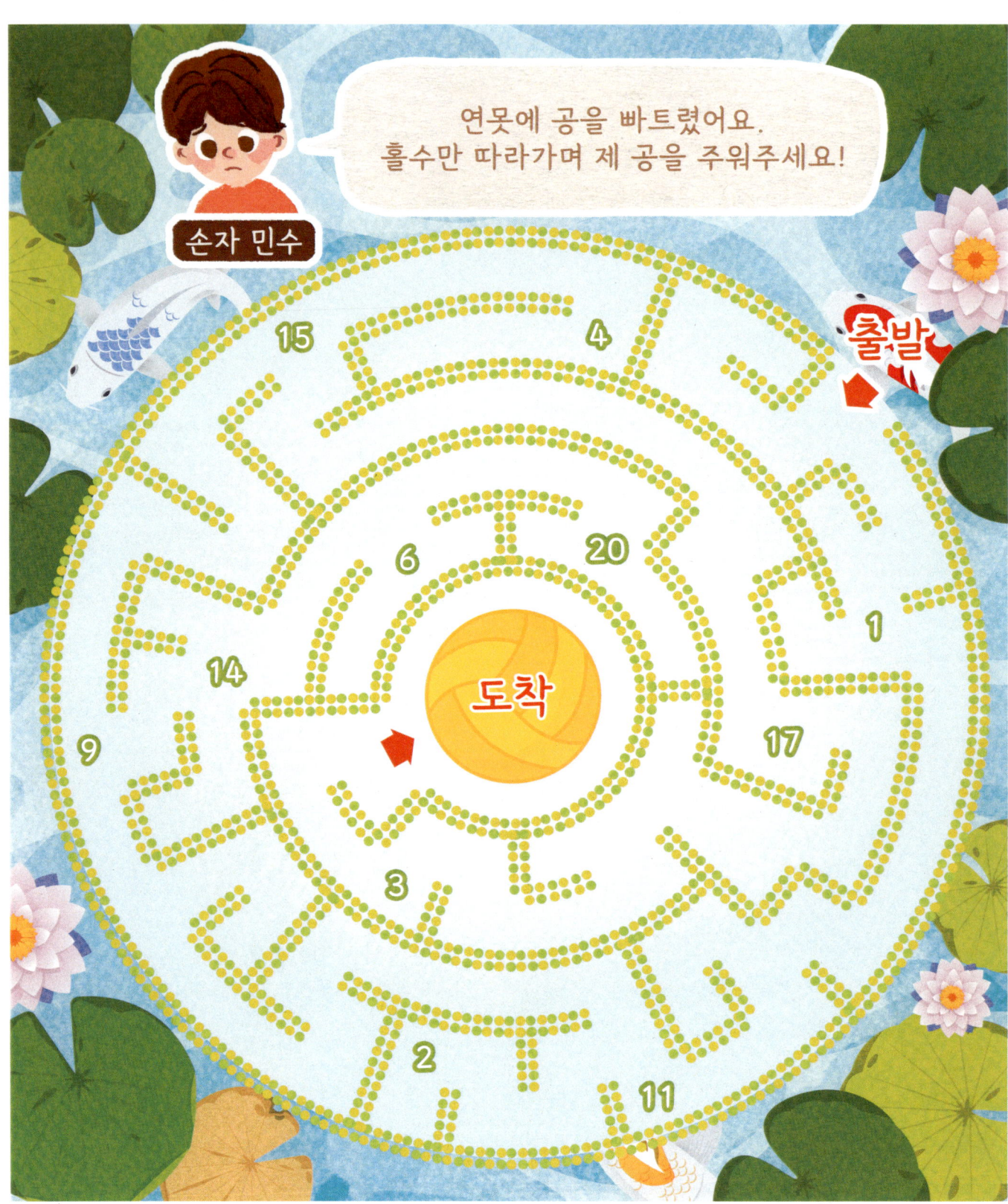

규칙 따라가기 미로

아래의 규칙을 따라 출발에서 도착까지 가보세요.

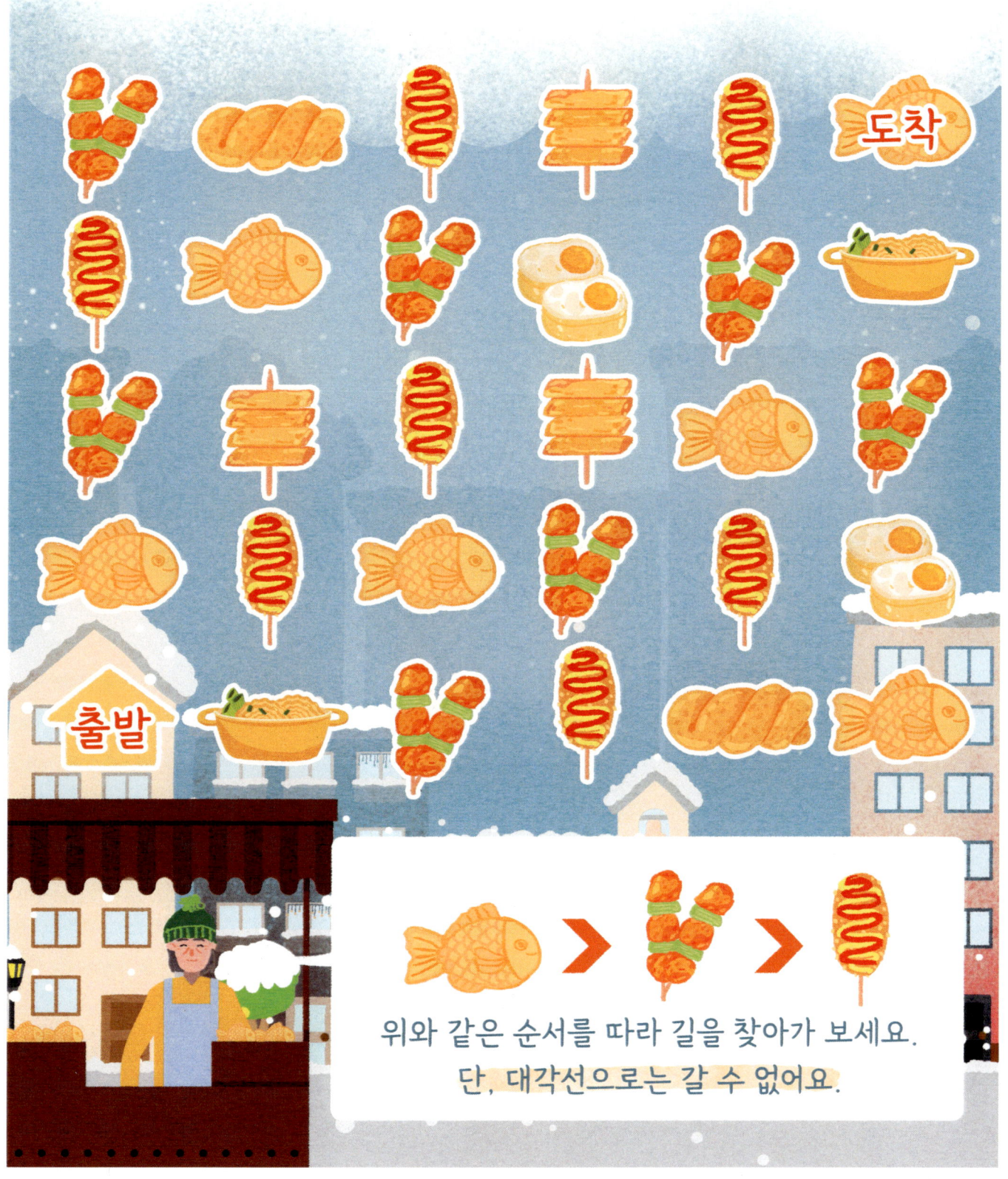

위와 같은 순서를 따라 길을 찾아가 보세요.
단, 대각선으로는 갈 수 없어요.

거북이 등딱지 미로

거북이의 등에 있는 미로를 따라 출발에서 도착까지 가보세요.

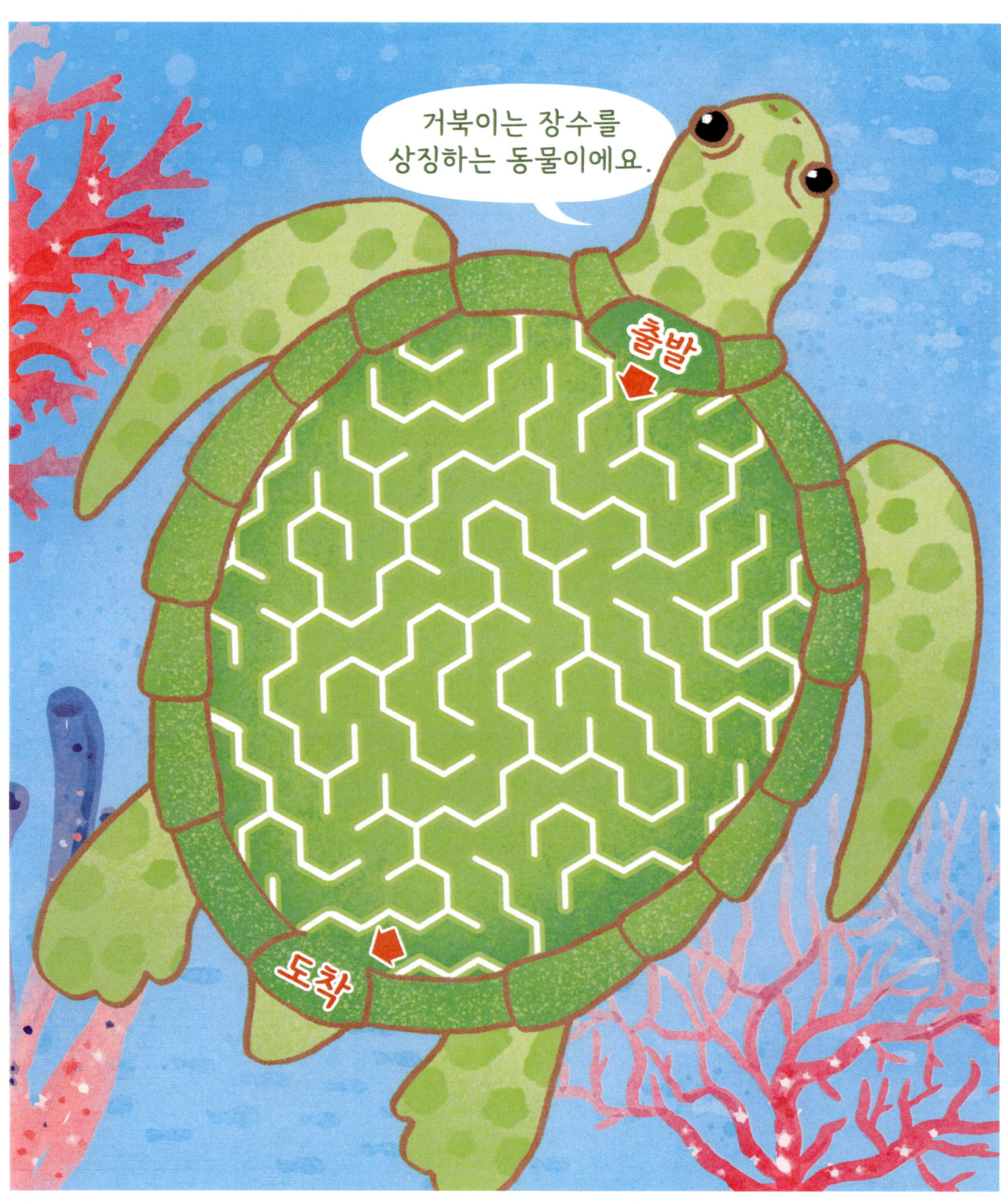

사용 중인 소화전 맞히기

소방관이 화재를 진압하고 있어요.
소방 호스를 따라가 어떤 소화전을 사용 중인지 알아맞혀 보세요.

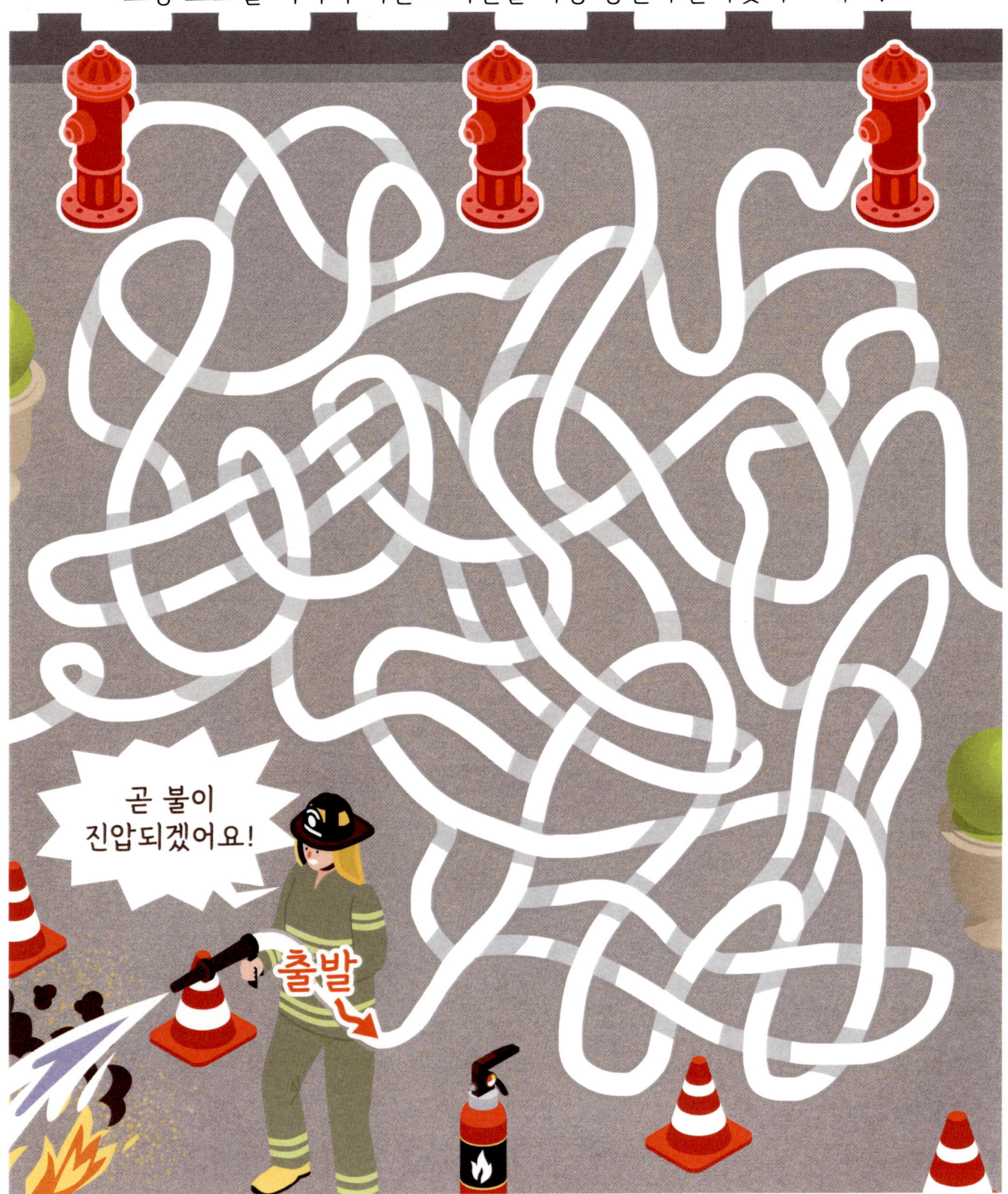

곤충 채집

미로를 찾아가며 만난 글자들을 조합해, 질문의 정답을 알아맞혀 보세요.

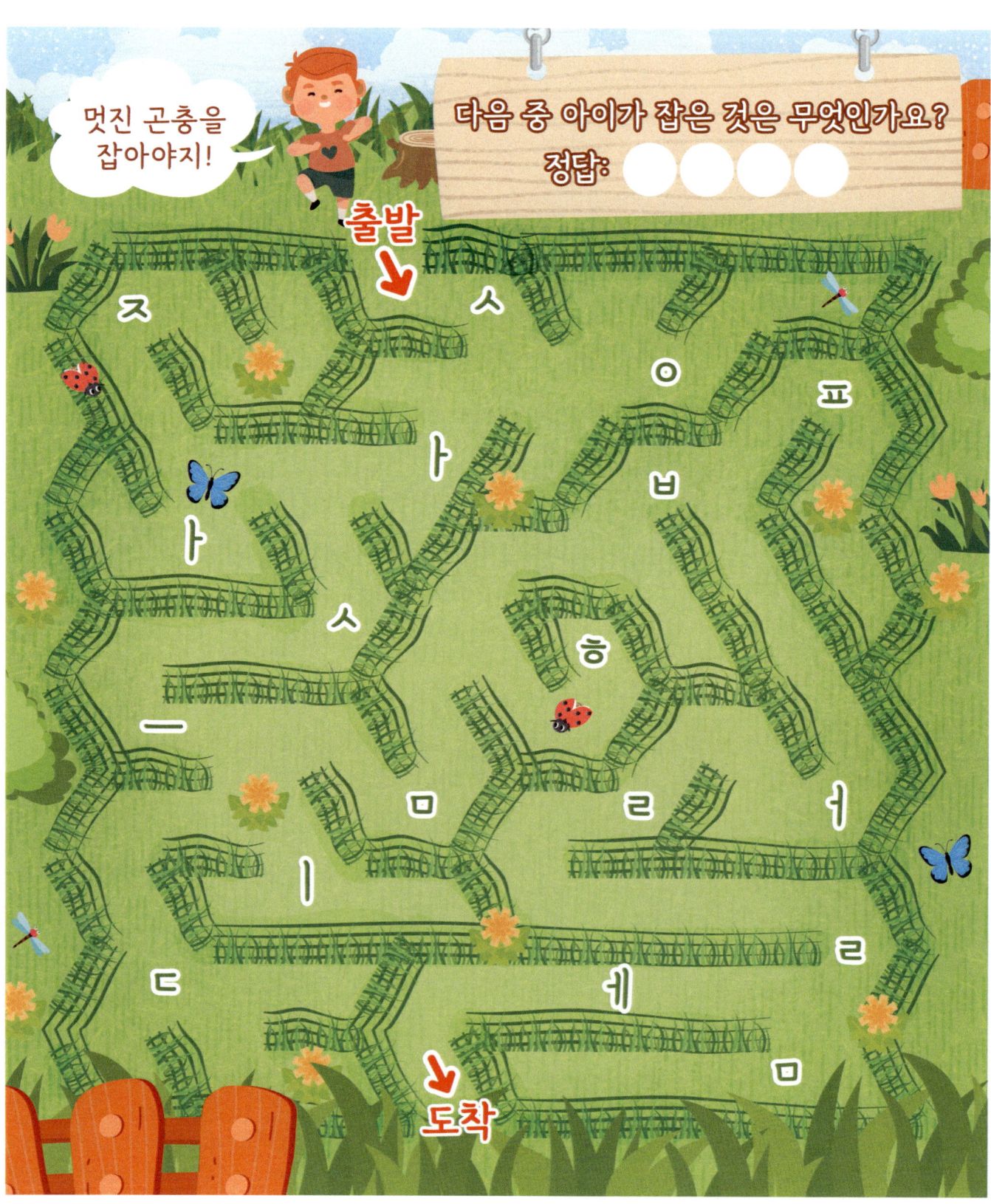

숫자 점잇기 미로

숫자 1부터 홀수만 따라 순서대로 선을 이어보세요.

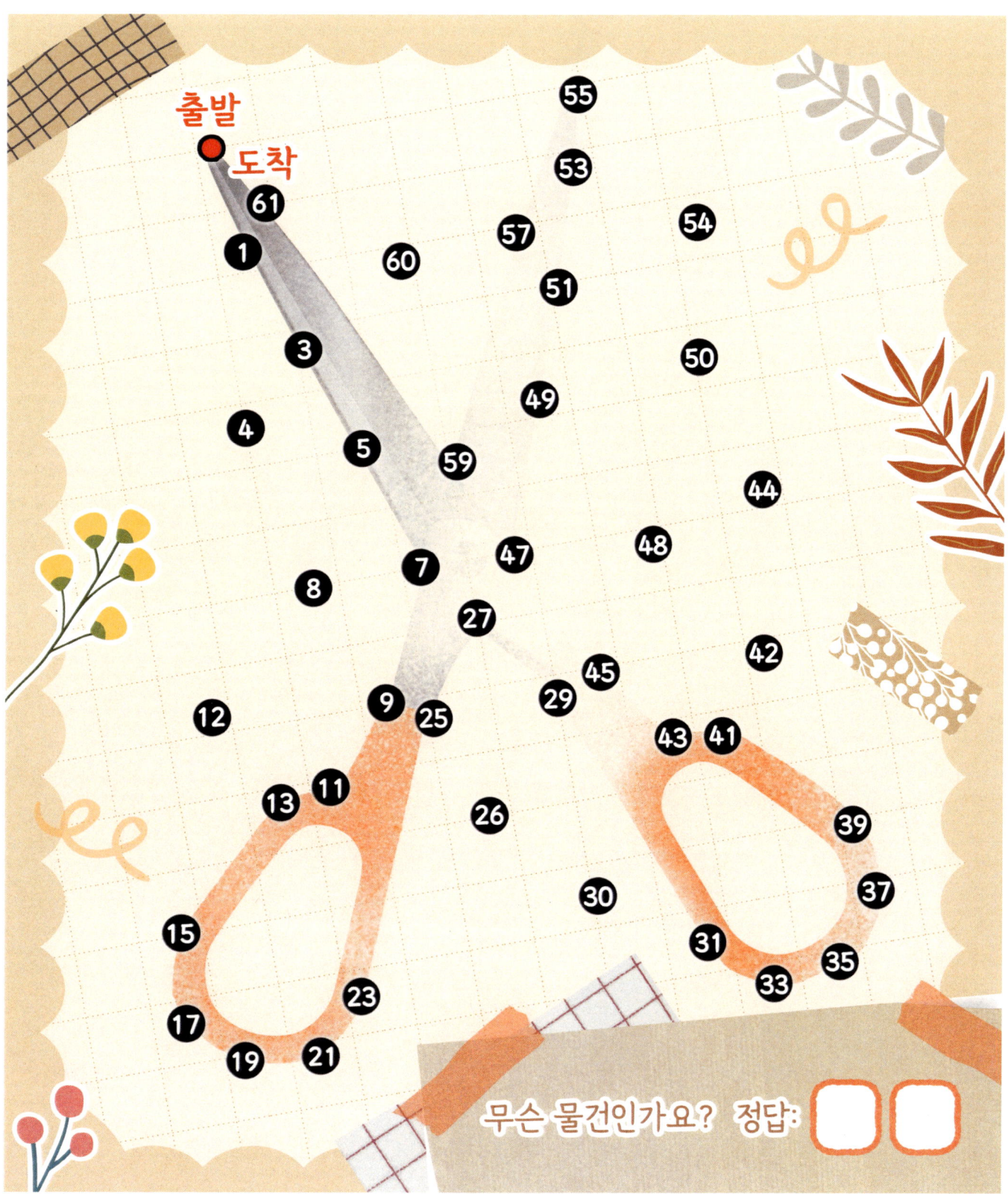

무슨 물건인가요? 정답:

피자 미로

피자에 난 길을 따라 출발에서 도착까지 가보세요.

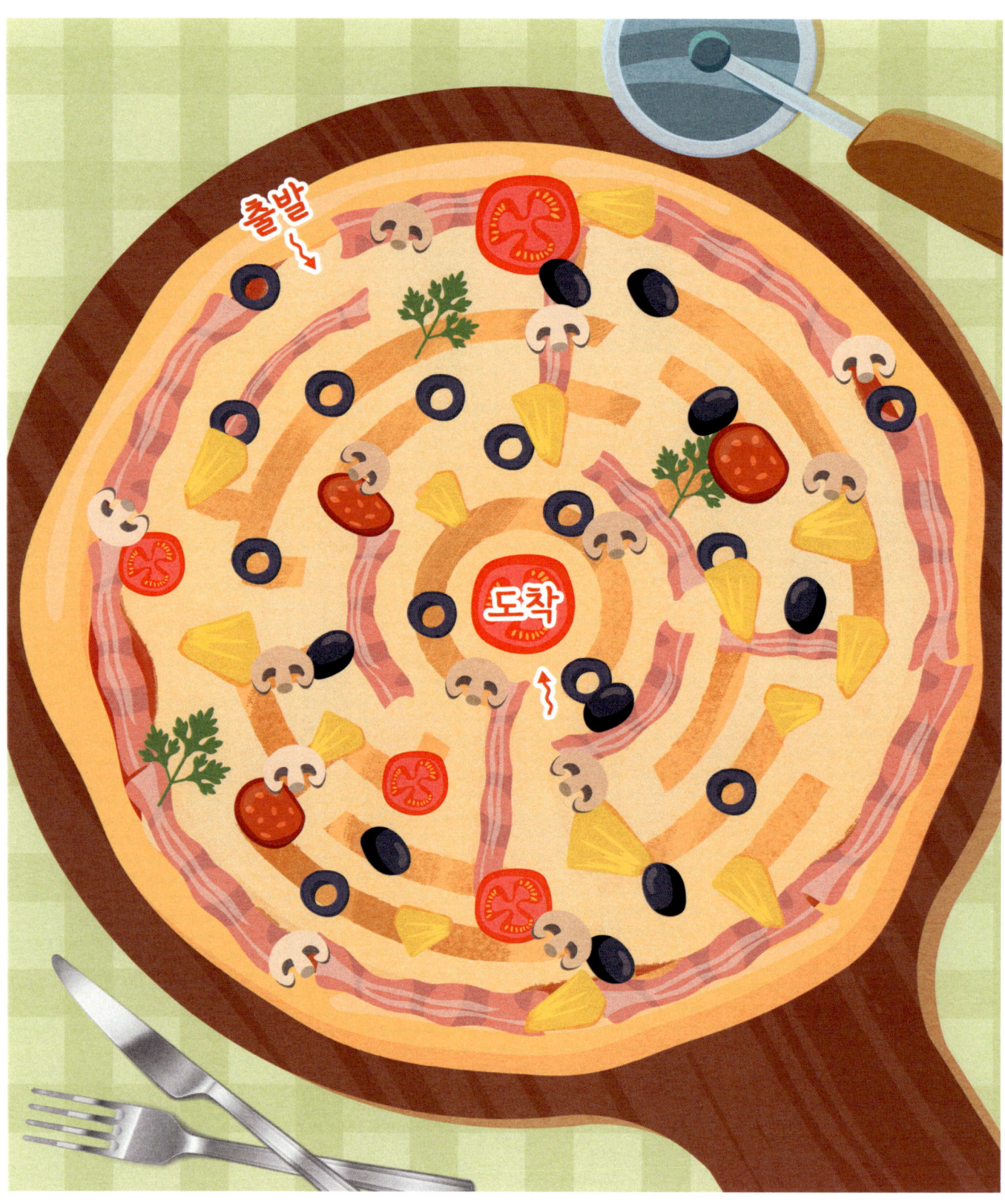

그림자 모양과 맞는 물건 따라가기

아래의 규칙을 따라 출발에서 도착까지 가보세요.

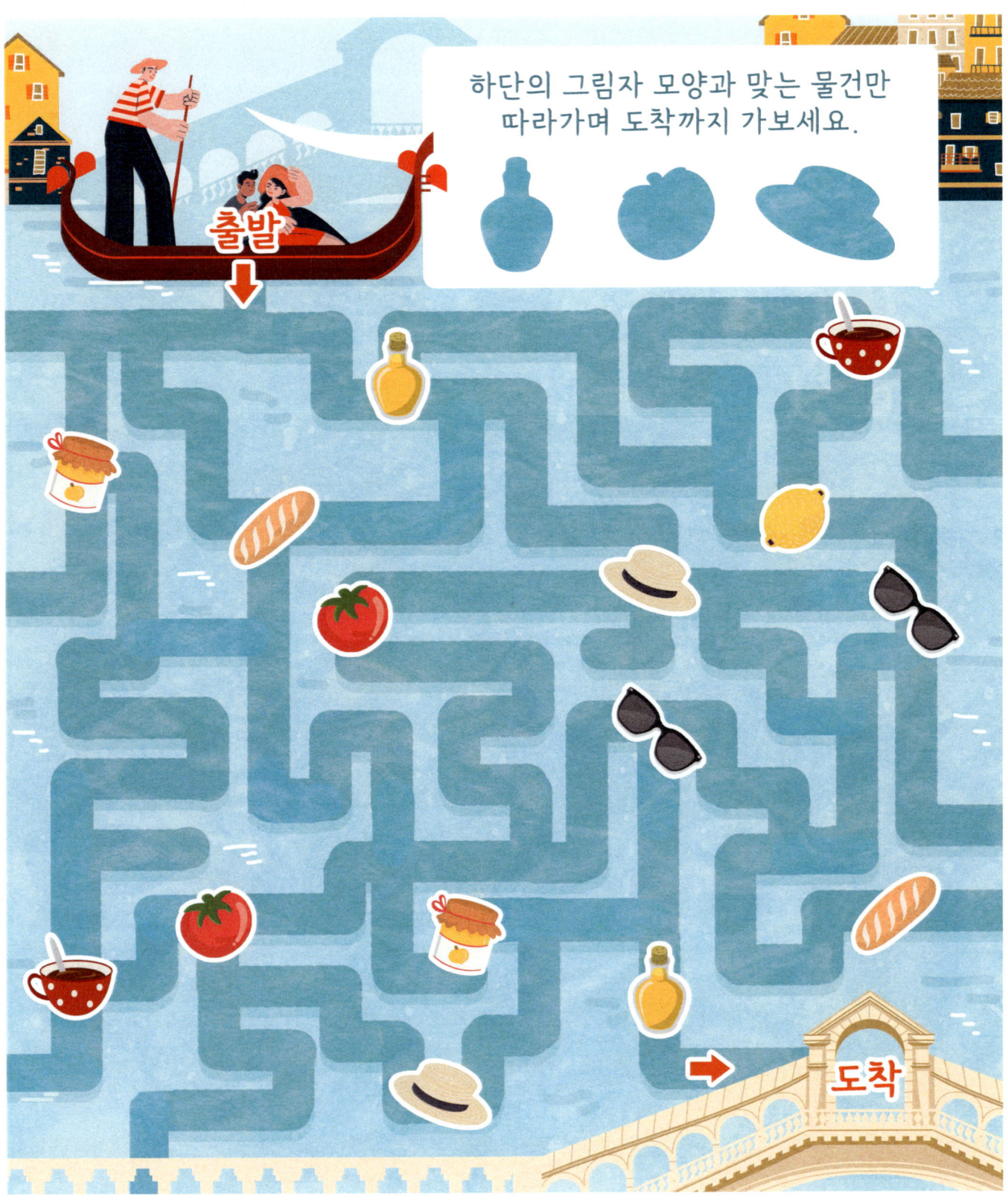

꽃다발 선물하기

미로를 따라가며 질문의 단서들을 모아보고, 질문의 답을 알아맞혀 보세요.

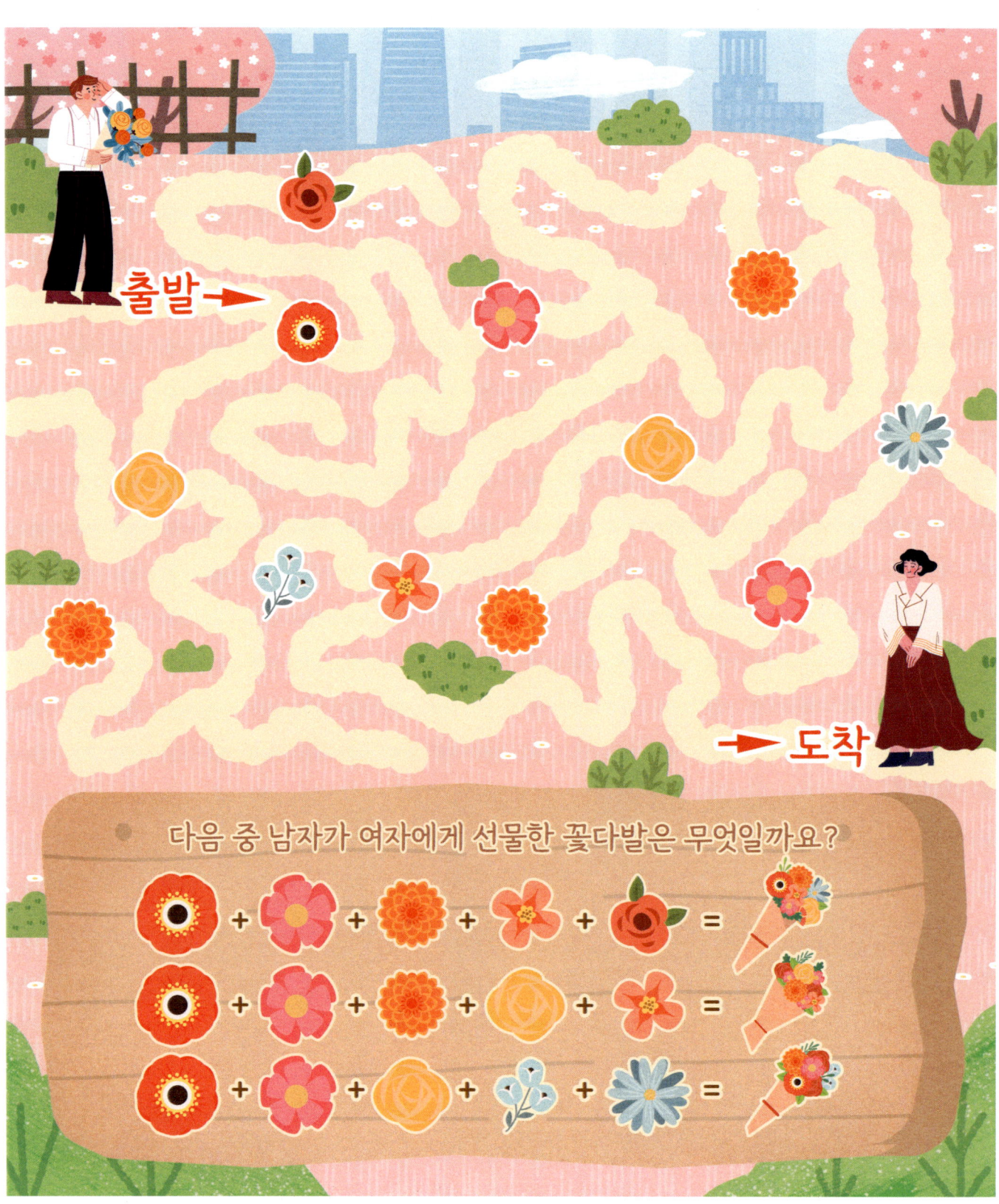

산수 미로

미로를 풀며 만나는 숫자를 모두 더해, 질문의 정답을 알아맞혀 보세요.

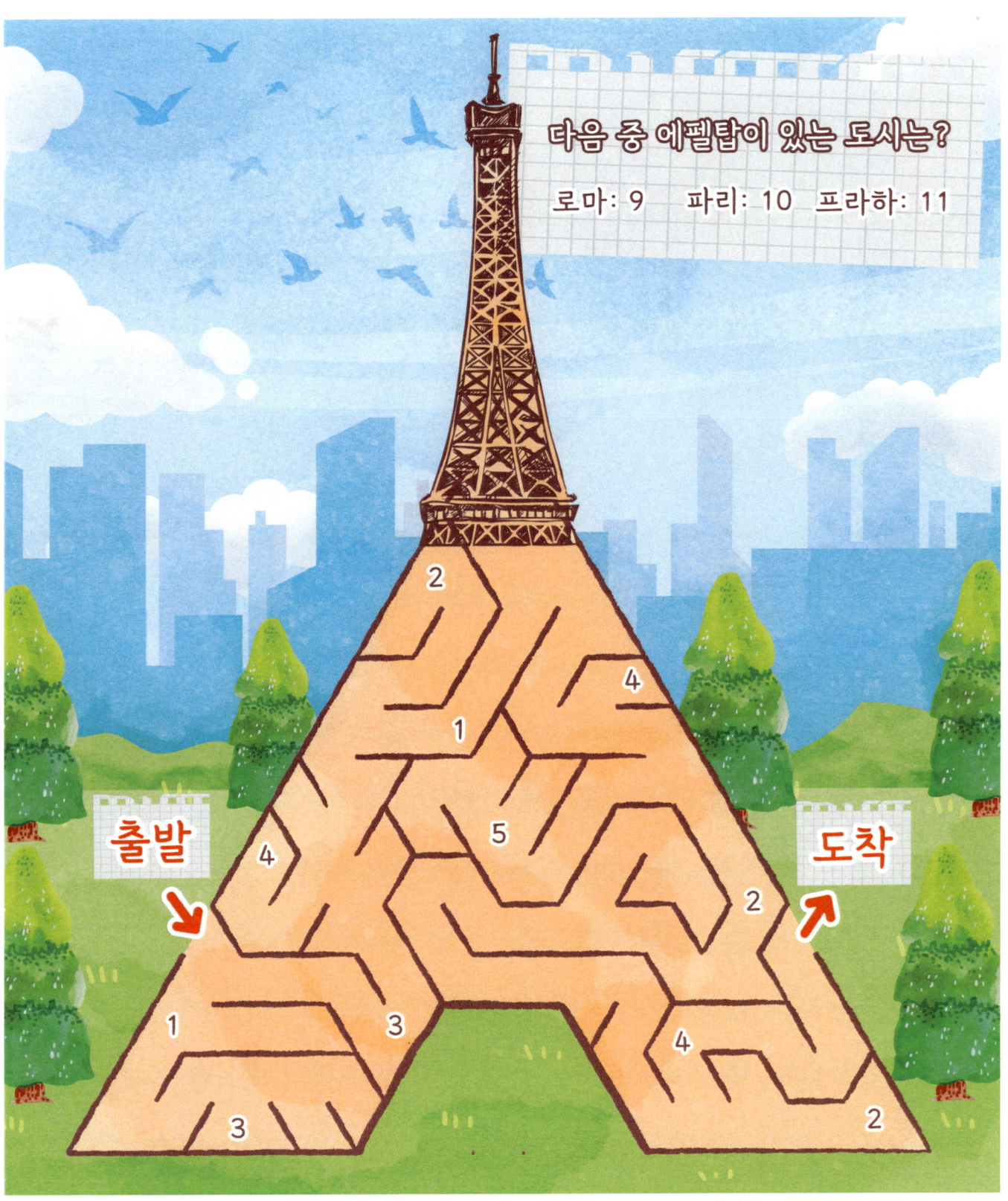

여름 송이버섯

미로를 따라 출발에서 도착까지 가보세요.

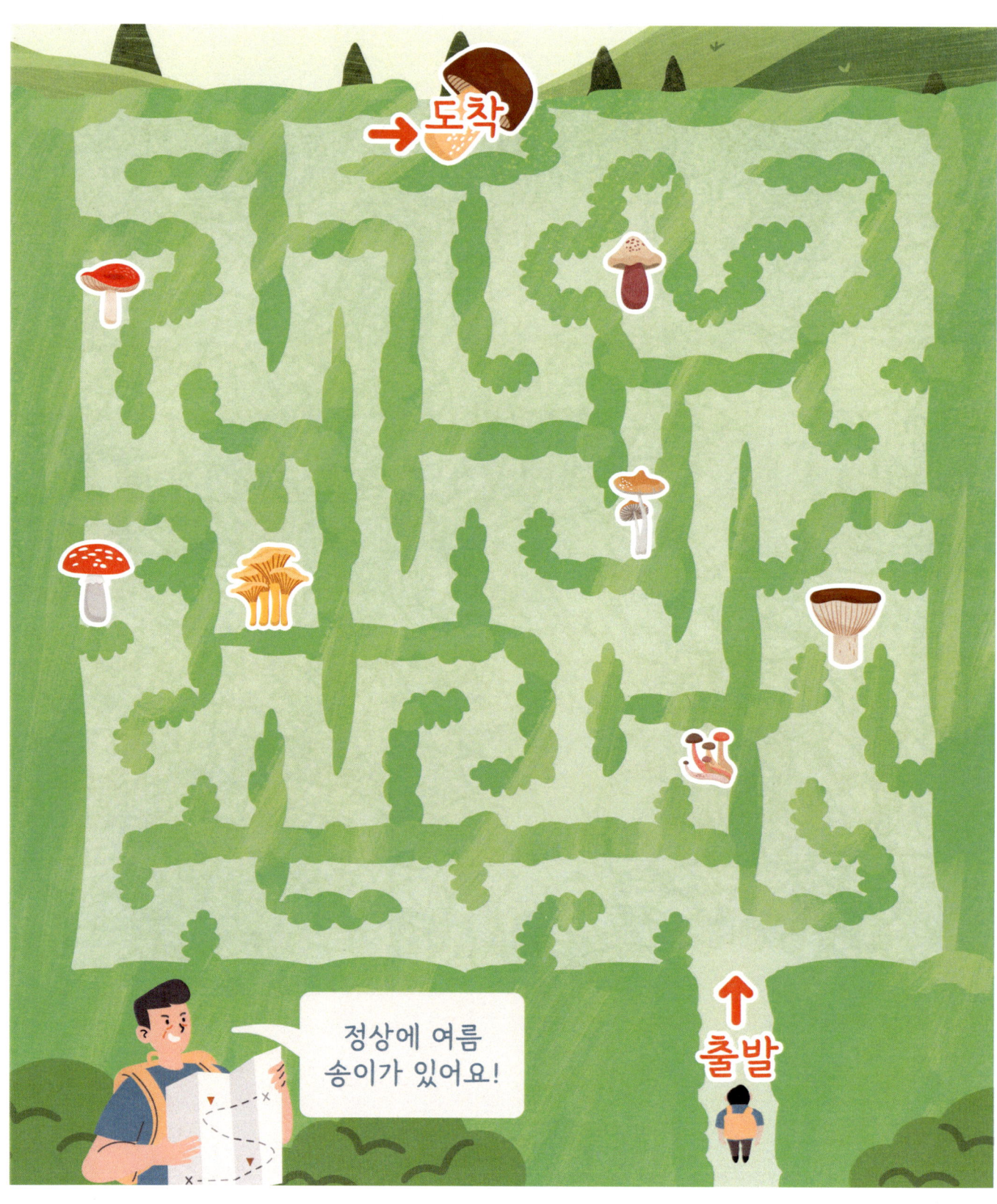

손녀의 장난감

할머니의 말을 잘 기억하고, 할머니의 손녀가 좋아하는 장난감을 찾아보세요.

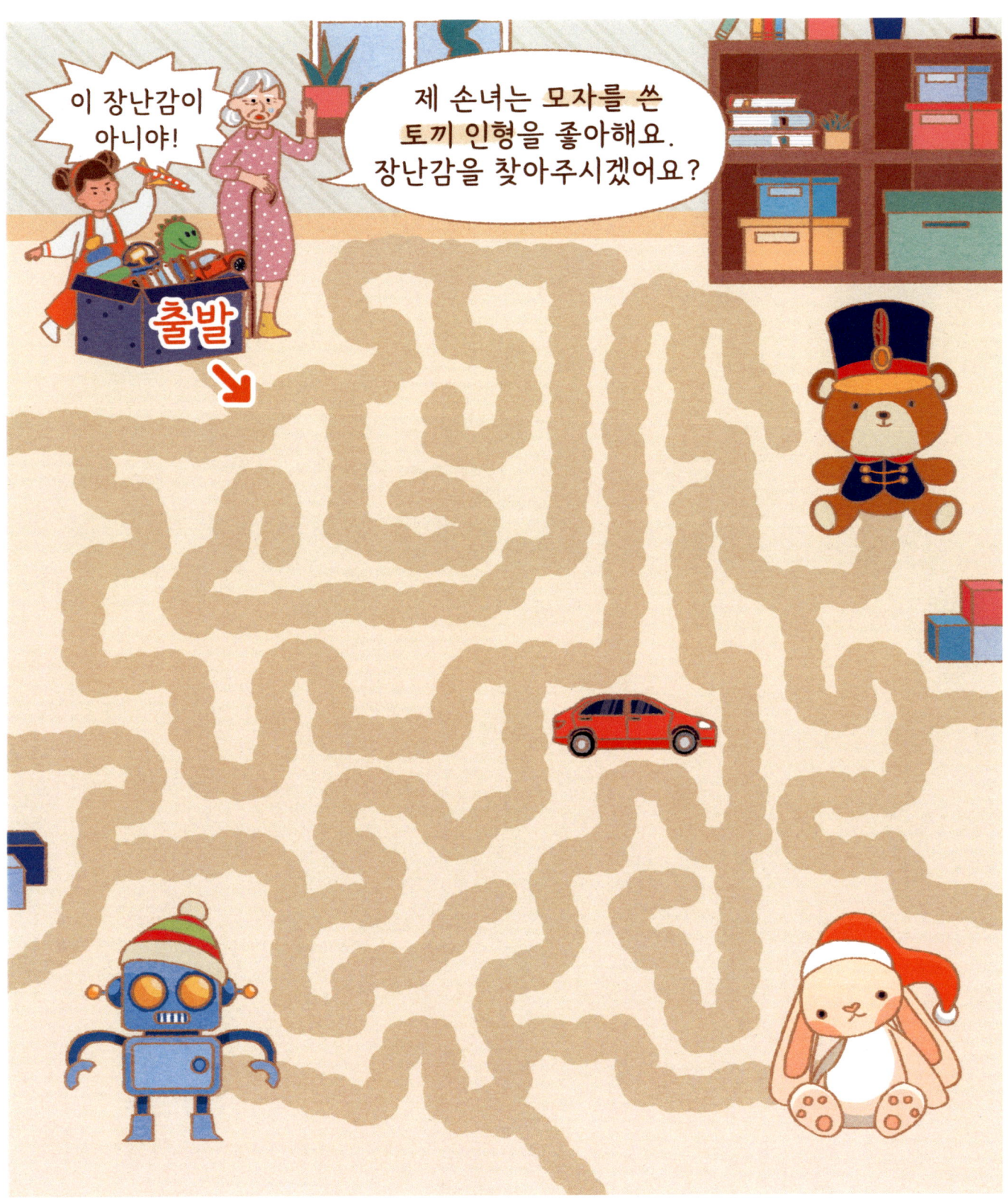

얼음낚시

사람들이 얼음낚시를 하고 있어요. 물고기를 모두 가지고 도착까지 가보세요.

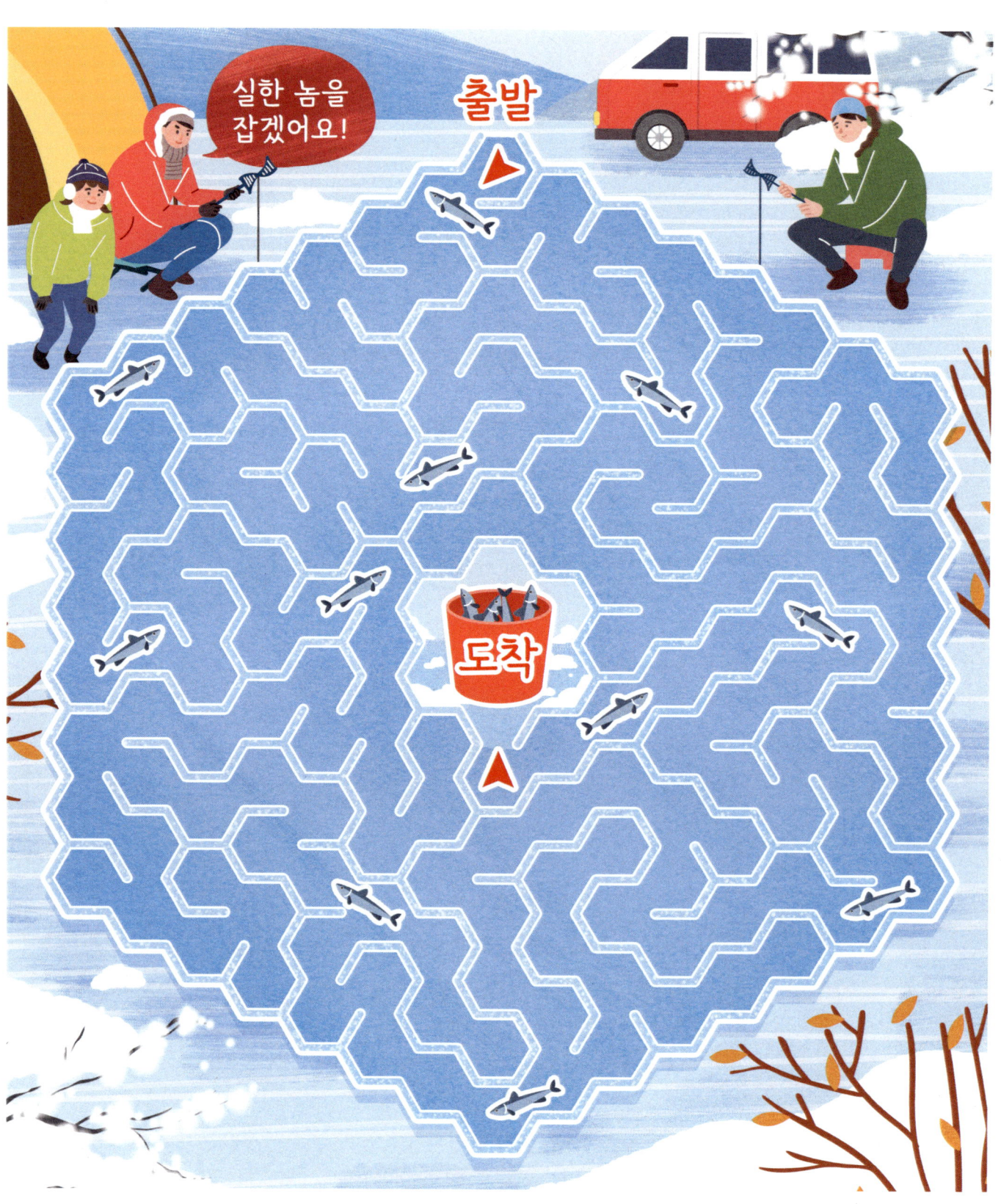

차가 달리는 도로

자동차를 모두 피해 도착까지 가보세요.

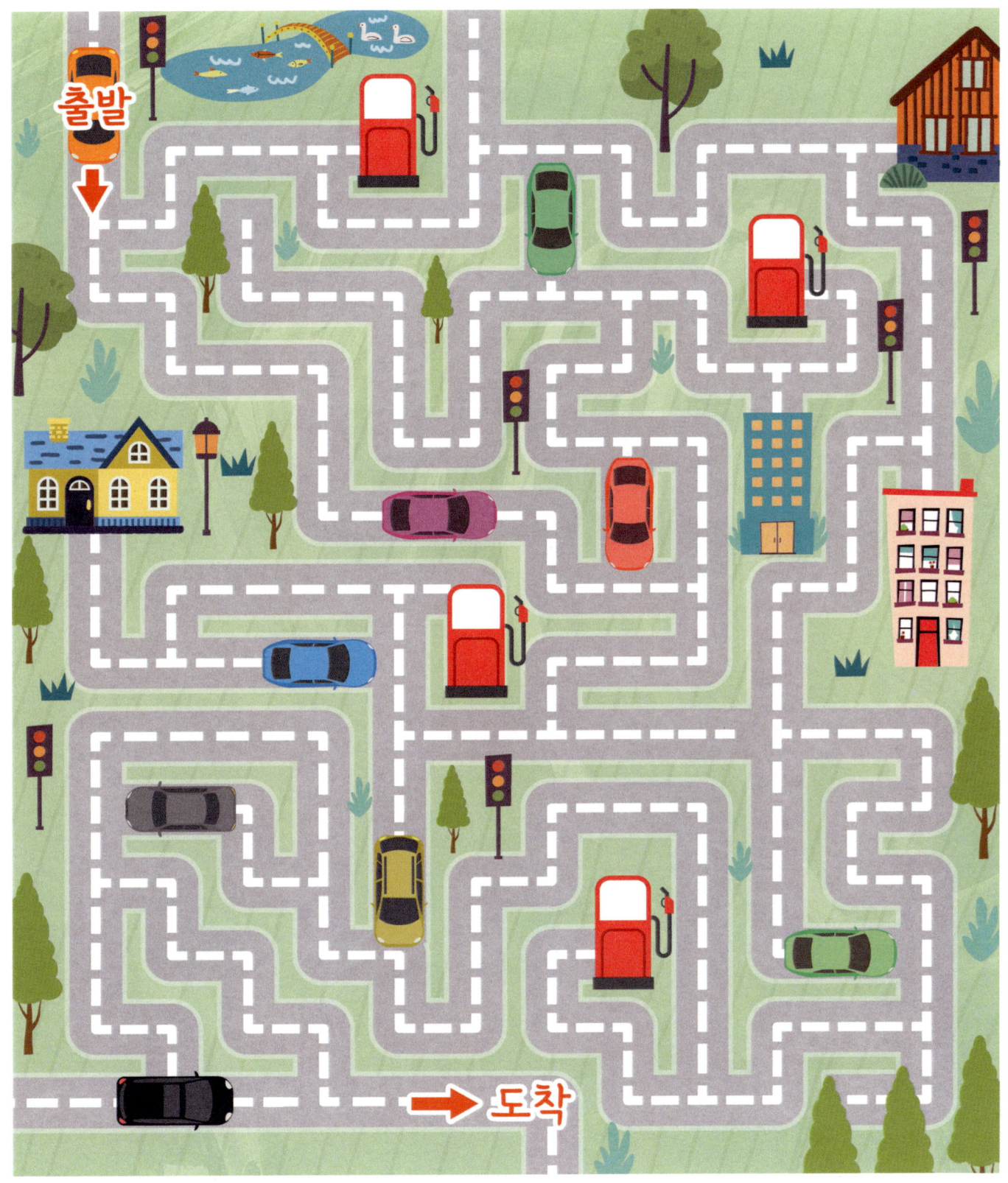

크리스마스트리

크리스마스트리에 있는 미로를 따라 출발에서 도착까지 가보세요.

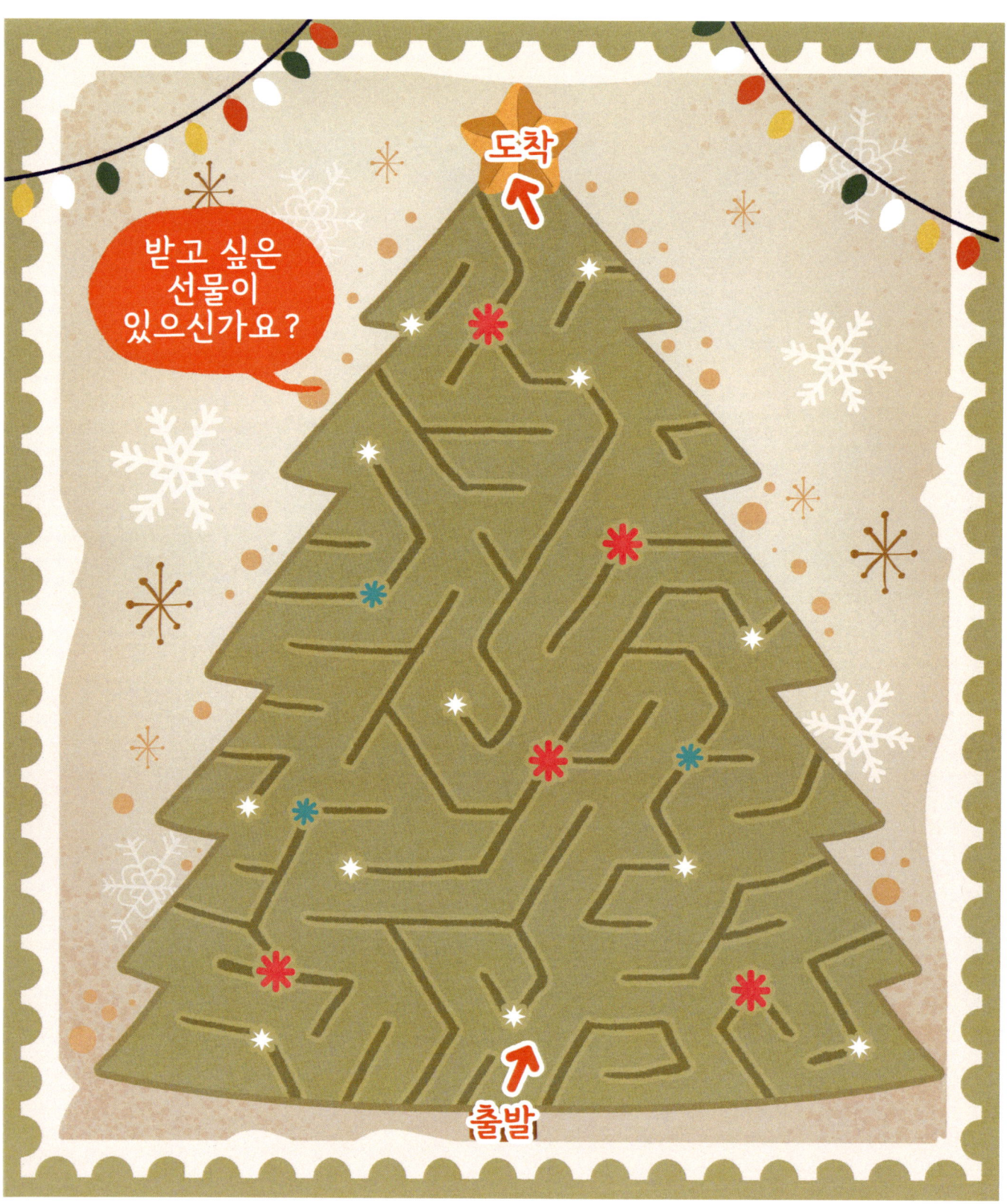

퀴즈 미로

미로를 찾아가며 만난 글자들을 조합해, 질문의 정답을 알아맞혀 보세요.

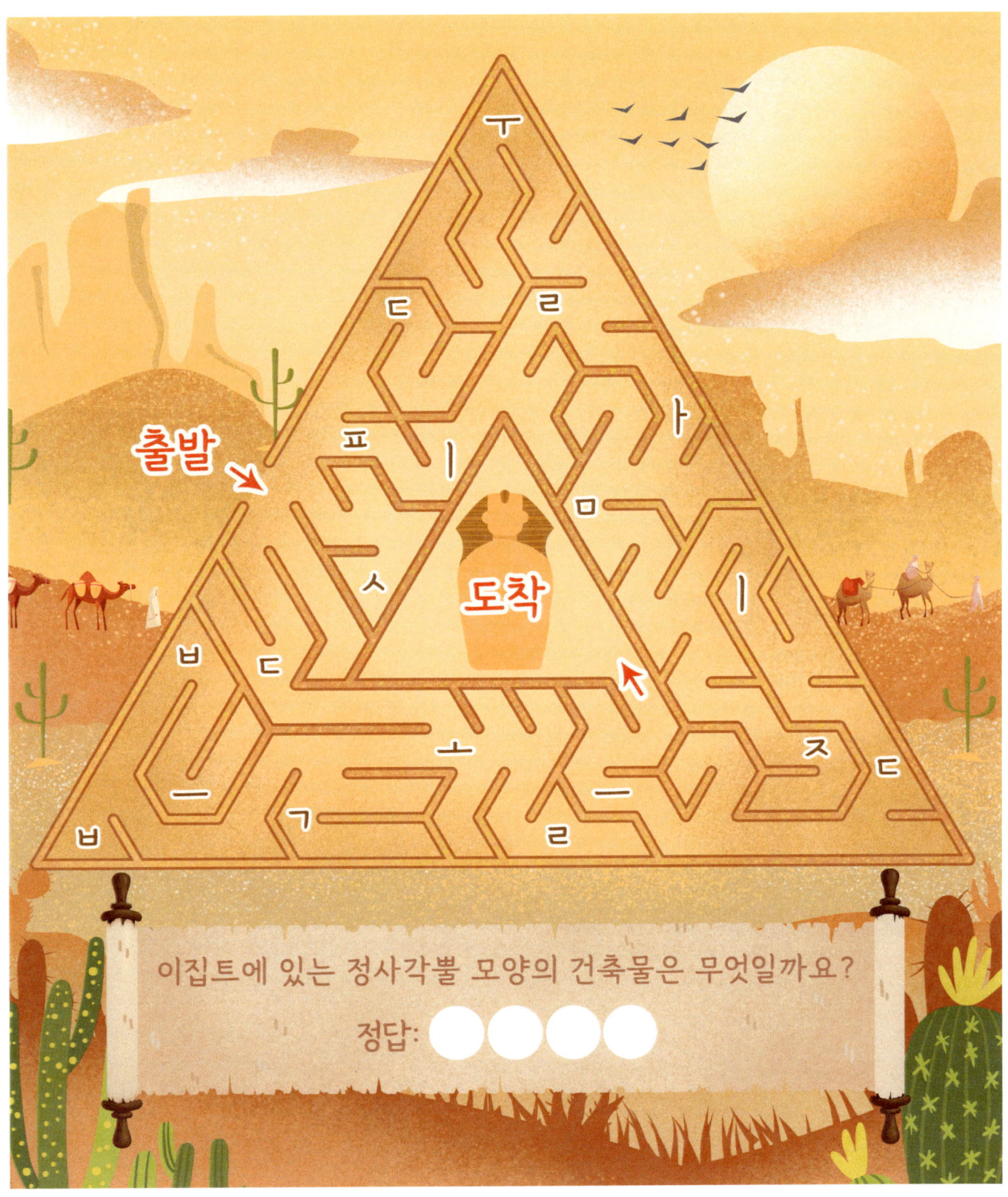

이집트에 있는 정사각뿔 모양의 건축물은 무엇일까요?

정답: ⭘⭘⭘⭘

규칙 따라가기 미로

아래의 규칙을 따라 출발에서 도착까지 가보세요.

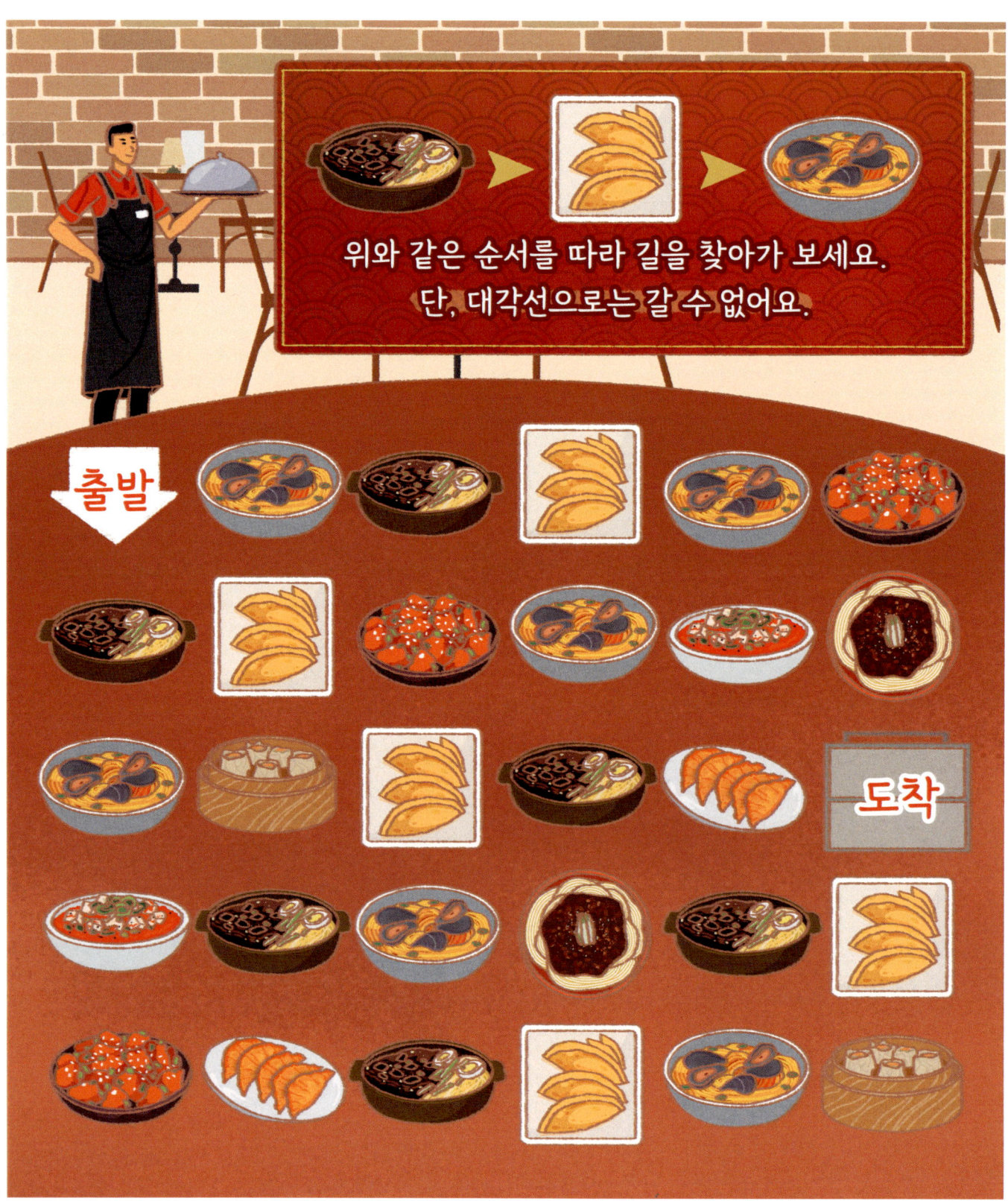

축사로 가는 길

미로를 따라 출발에서 도착까지 가보세요.

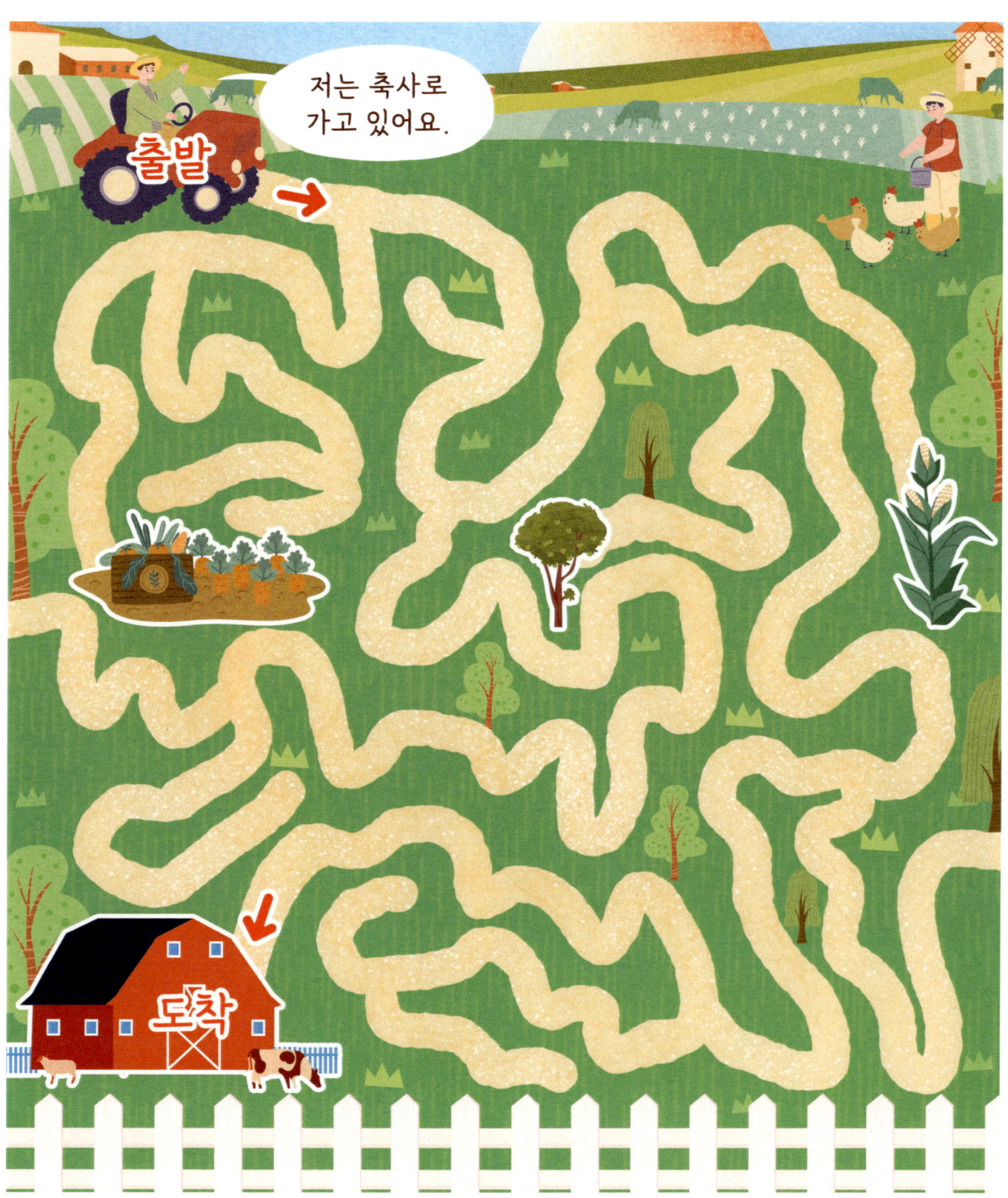

스키장

사람들이 흘린 장비들을 모두 피해 도착까지 가보세요.

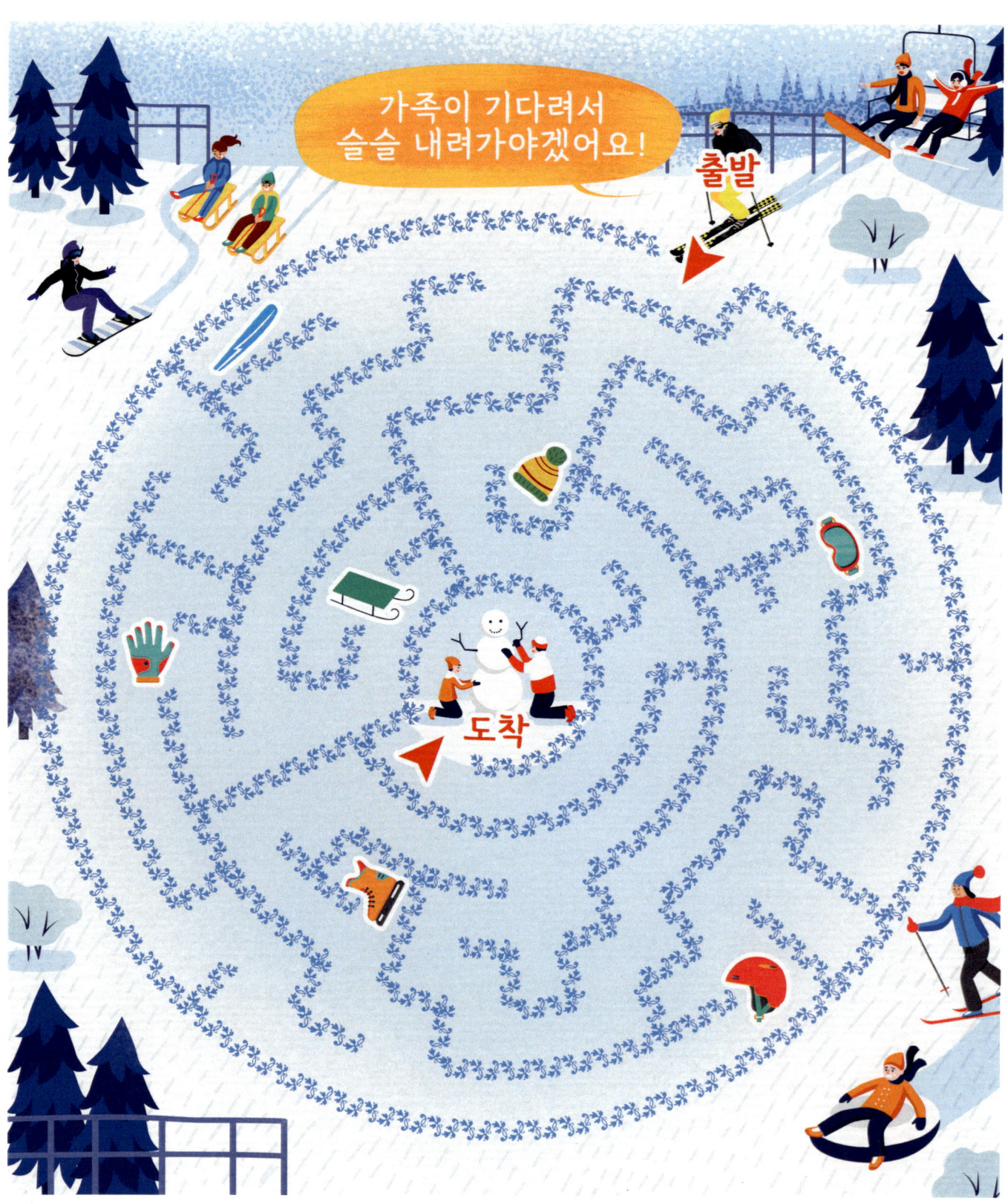

미용실

미로를 따라가며 단서들을 모아보고, 질문의 답을 알아맞혀 보세요.

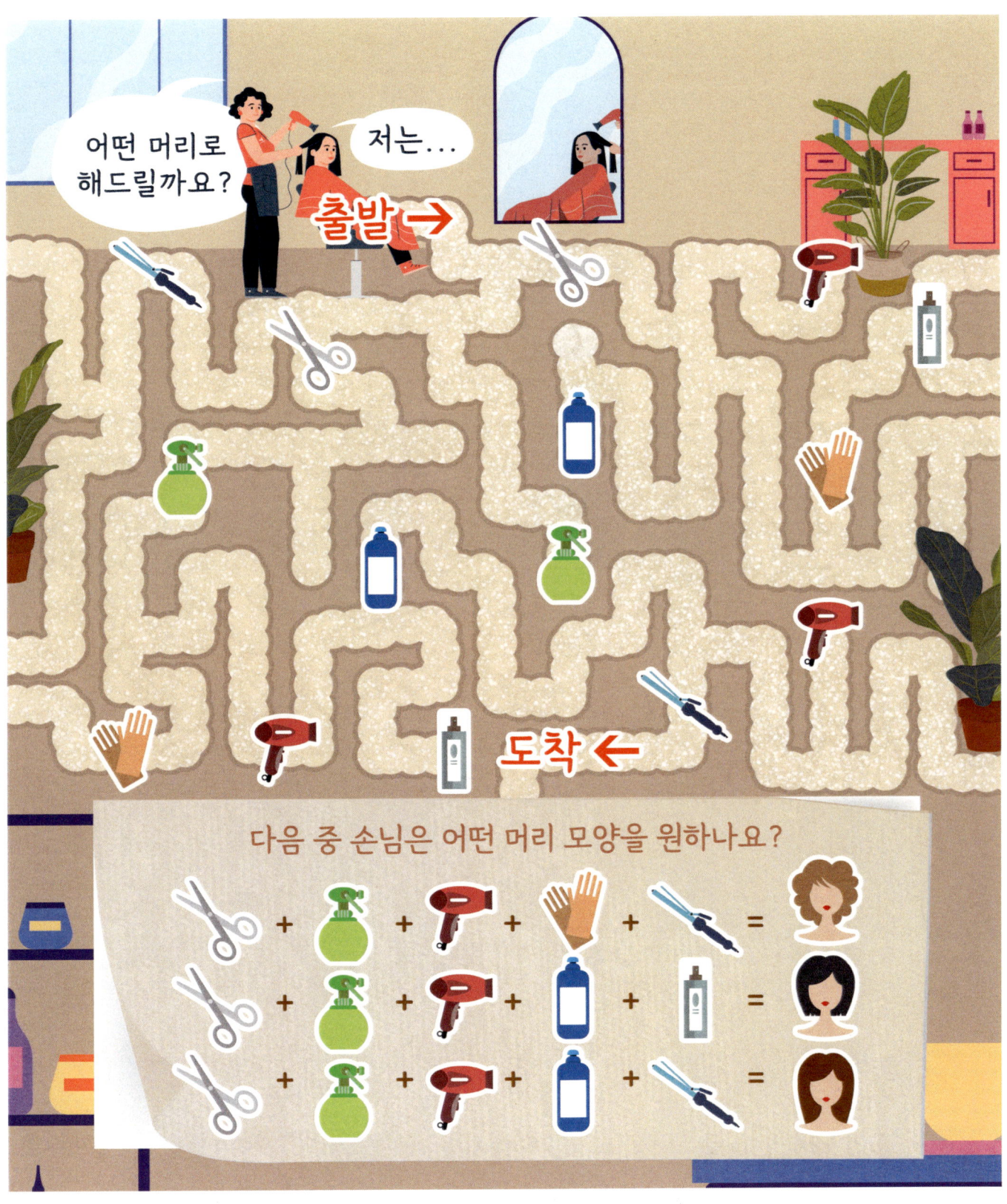

파인애플 미로

미로를 따라 출발에서 도착까지 가보세요.

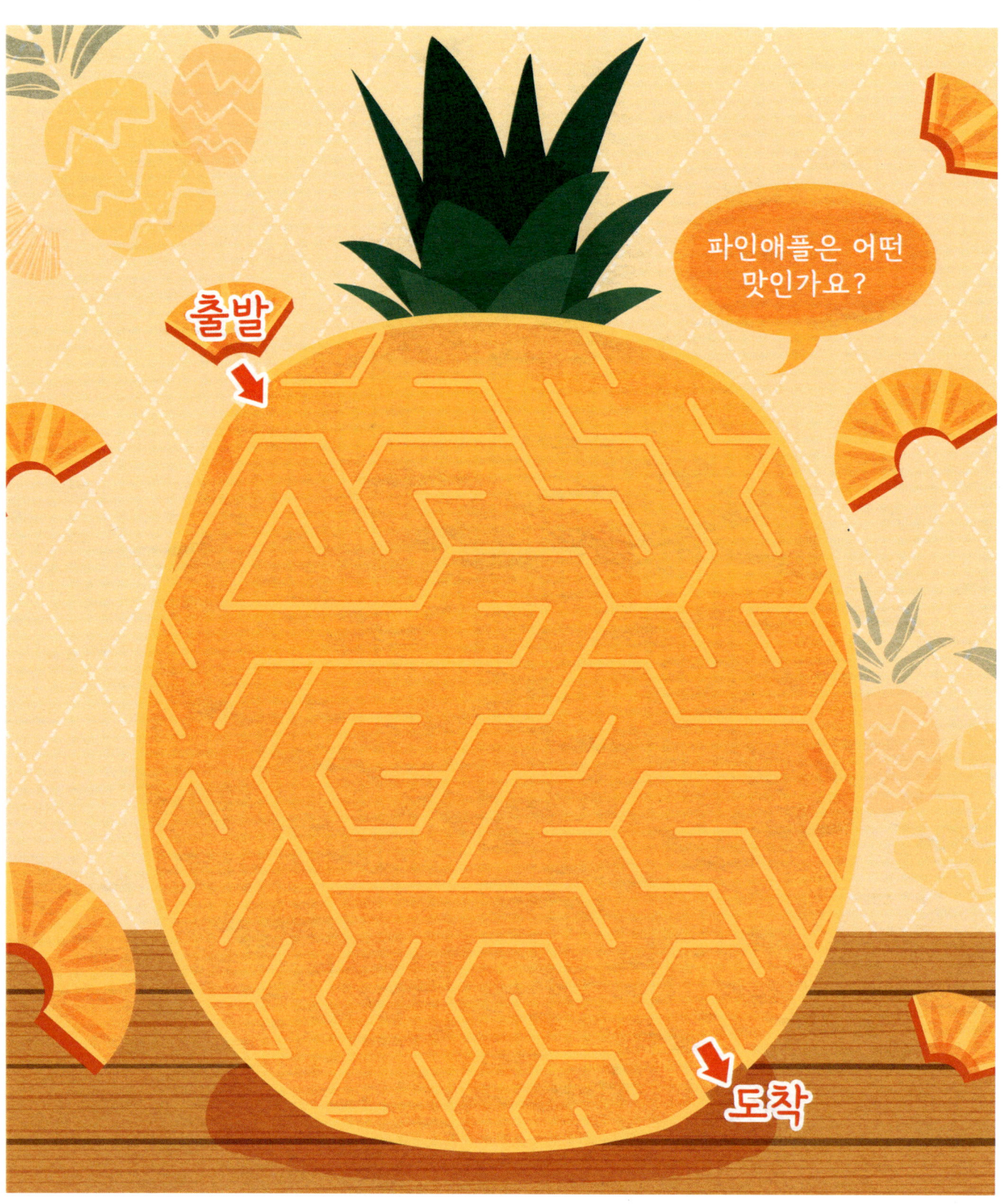

그림자 모양과 맞는 물건 따라가기

아래의 규칙을 따라 출발에서 도착까지 가보세요.

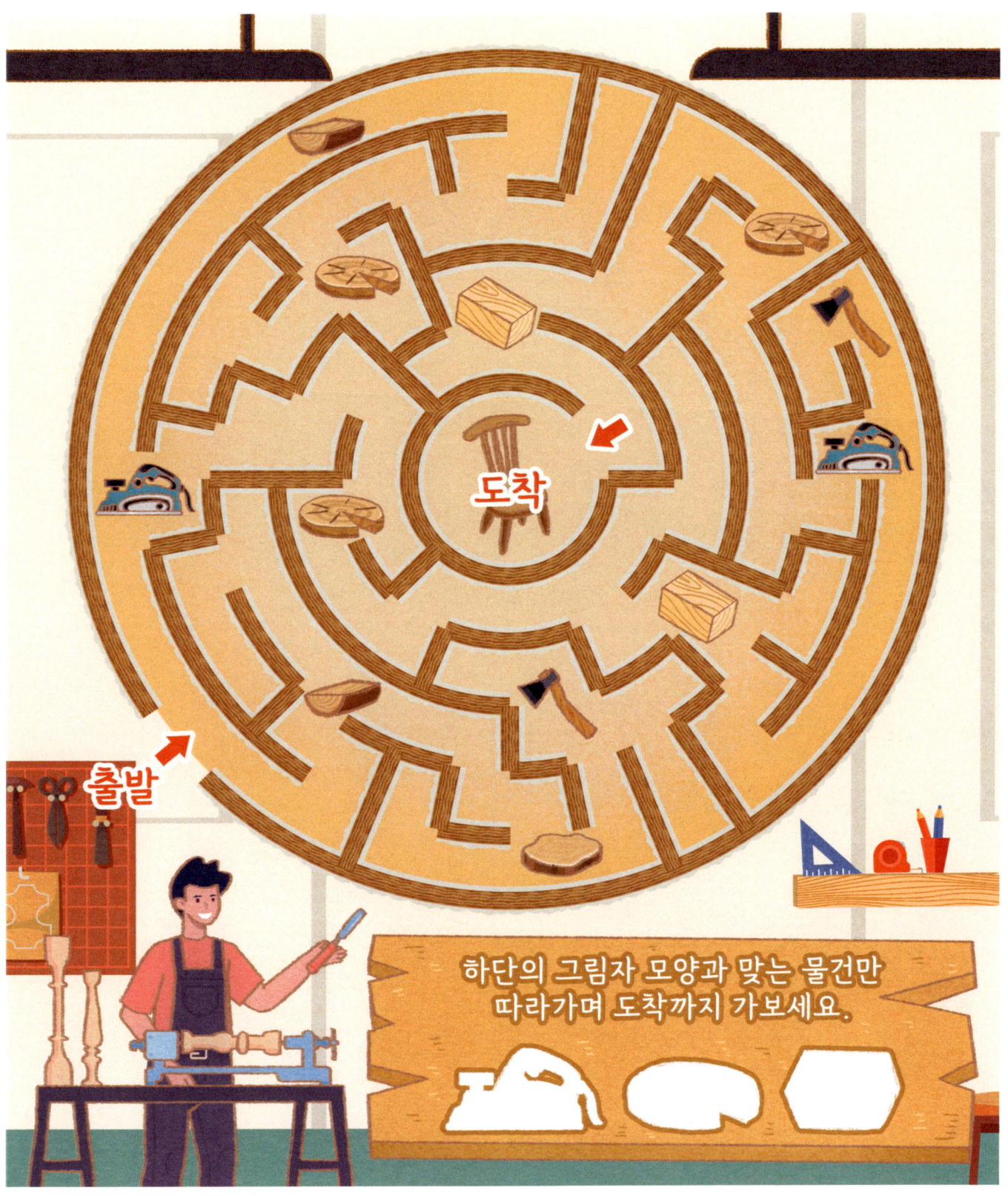

하단의 그림자 모양과 맞는 물건만 따라가며 도착까지 가보세요.

정답

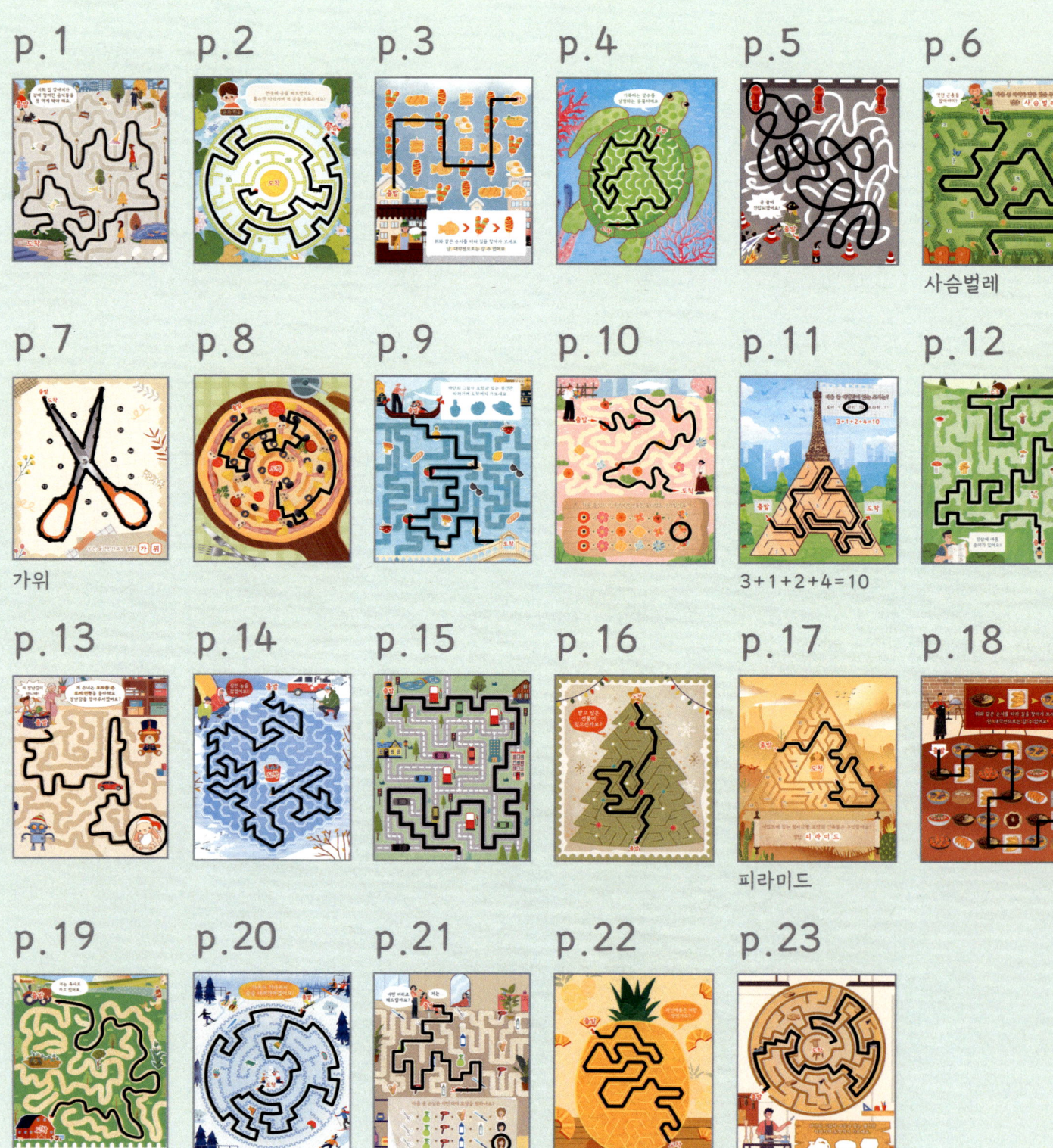